44 Tipps gegen Mundgeruch

Aus der Reihe:

Das Wichtigste in Kürze

**Volkserkrankungen
und ihre Ursachen
verstehen und behandeln**

Dr. med. Thomas Tannenberger

IMPRESSUM

44 Tipps gegen Mundgeruch
Aus der Reihe:
Das Wichtigste in Kürze (3) –
Volkserkrankungen und ihre Ursachen
verstehen und behandeln

2018© Dr. med. Thomas Tannenberger
Alle Rechte vorbehalten

Autor: Dr. med. Thomas Tannenberger
Lektorat: Dr. med. Susanne Tannenberger,
Wilhelm Tannenberger

ISBN-13: 978-1987697599
ISBN-10: 1987697596

„Die Grundlage allen Glücks ist die Gesundheit."
Leigh Hunt

„ Unsere Gesundheit ist der größte Reichtum."
Ralph Waldo Emerson

„Der wahre Reichtum ist die Gesundheit."
Mahatma Ghandi

Einleitung

Mundgeruch ist weit verbreitet. Und es ist ein Tabu-Thema. Zwar leidet jeder 4. Deutsche unter unangenehmem Mundgeruch, viele Menschen trauen sich jedoch nicht, um Rat oder Hilfe zu fragen, da sie sich vor Ihren Mitmenschen schämen. Auf der anderen Seite gibt es eine Menge Personen, die übelriechenden Mundgeruch haben, davon aber gar nichts wissen, da sie ihren Atem selbst nicht wahrnehmen können. Und viele ihrer Mitmenschen trauen sich nicht, das Tabu-Thema bei den Betroffenen zur Sprache zu bringen, weil sie niemanden beleidigen wollen.

Dabei ist Mundgeruch in den allermeisten Fällen gut zu behandeln, gerade durch die Betroffenen selbst. In über 90 % der Fälle liegt die Ursache im Bereich der Mundhöhle. Anaerobe Bakterien verdauen eiweißhaltige Teile der Nahrung, die entstehenden flüchtigen Stoffwechselprodukte enthalten Schwefel (Sulfide), der für den üblen Atem verantwortlich ist. Eine mangelnde Mundhygiene, oft in Kombination mit einer Mundtrockenheit, begünstigt die Vermehrung der Bakterien im Bereich der Zähne, der Zunge und der Mundschleimhaut und stellt in den meisten Fällen die zugrunde liegende Ursache für den üblen Atemgeruch dar.

Wie man sich hier selbst helfen kann, erfahren Sie auf den nächsten Seiten: 44 praktische Tipps, um Mundgeruch zügig und effektiv zu bekämpfen – das Wichtigste zum Thema Gesundheit und Prävention von Volkskrankheiten in Kürze!

Tipp 1

Achten Sie auf eine tägliche und gründliche Mundhygiene

- Die Essenreste nach den Mahlzeiten stellen einen idealen Nährboden für Bakterien in der Mundhöhle dar (insbesondere in den Zahnzwischenräumen und auf der Zunge); diese produzieren schwefelhaltige Stoffwechsel-produkte, welche für einen unangenehmen Atem sorgen können.

Tipp 2

<u>Putzen Sie zwei Mal täglich die Zähne</u>

- Zähne putzen ist die Basis jeder Mundhygiene.

- Essenreste und Zucker werden entfernt, so dass den Bakterien die Lebensgrundlage entzogen wird.

- Es sollte jeweils morgens (am besten nach dem Frühstück), in jedem Fall aber abends nach dem Abendessen geputzt werden.

- Nach dem Zähneputzen sollte die Zahnbürste unter fließendem Wasser gereinigt werden und anschließend trocken.

Tipp 3

<u>Nach dem Zähneputzen abends nicht mehr essen und trinken</u>

- Klingt eigentlich logisch, kann man aber trotzdem vergessen.

- Wer spät abends noch Hunger bekommt, oder Obstsäfte bzw. Soft-Drinks wie Fanta, Cola oder Sprite zu sich nimmt, darf anschließend das Zähne putzen nicht versäumen.

- Sonst bleiben die Zuckermoleküle über Nacht in der Mundhöhle und die Bakterien haben Zeit, sich zu vermehren.

Tipp 4

<u>Putzen Sie auch die Zunge</u>

- Gerade auf der Zunge können sich sehr viele Bakterien ansiedeln; die Bakteriendichte kann hier auf das bis zu 25 fache ansteigen (belegte Zunge); meist sind es diese Bakterien, die hauptsächlich für den Mundgeruch verantwortlich sind.

- Vor allem im hinteren Bereich des Zungenrückens findet sich oft eine Unzahl an Bakterien.

- Zusätzlich zu den Zähnen sollte daher bei Mundgeruch täglich auch die Zunge geputzt werden.

- Dafür gibt es eigens Zungen-bürsten, viele Zahnbürsten haben aber auch einen integrierten Zungenreiniger.

- Die Zunge sollte ohne Druck von hinten nach vorne gereinigt werden.

- Außerdem wird empfohlen auch die Mundschleimhaut an der Innenseite der Wangen und am Gaumen zu putzen, falls man unter Mundgeruch leidet.

Tipp 5

<u>Wechseln Sie oft genug die Zahnbürste</u>

- Die Zahnbürste sollte nicht länger als 1 bis 2 Monate benutzt werden, dann gehört sie ausgewechselt.

- Bei elektrischen Zahnbürsten kommen eventuell andere Intervalle in Frage, je nach Herstellerempfehlung.

Tipp 6

<u>Reinigen Sie immer die Zahnzwischenräume</u>

- Die Zahnzwischenräume machen ca. 30% der Zahnoberfläche aus.

- In die Zahnzwischenräume kommen die normalen Zahnbürsten nicht hin; daher vermehren sich hier ungestört sehr viele Bakterien, besonders wenn auch noch Nahrungsreste zwischen den Zähnen verbleiben.

- Reinigen Sie daher die Zahnzwischenräume täglich mit Zahnseide oder mit speziellen Interdentalbürsten.

- Auch die Interdentalbürsten sollten regelmäßig gewechselt werden, spätestens nach ca. 14 Tagen.

Tipp 7

<u>Verwenden Sie eine anti-bakterielle Mundspülung</u>

- Die Mundspülung sollte nach dem Putzen der Zähne- und der Zunge und dem Gebrauch der Zahnseide bzw. den Interdentalbürsten erfolgen.

- Der Vorteil der anti-bakteriellen Mundspülung ist, dass die Flüssigkeit jeden Bereich der Mundhöhle umspült – einschließlich der Zahnzwischenräume.

- Es gibt auch spezielle Mundwasser gegen Mundgeruch.

\-   Diese enthalten z.B.: Chlorhexidin,
welches antibakteriell wirkt.

Tipp 8

<u>Gehen Sie unbedingt zum Zahnarzt</u>

\-   In der Regel sind es die Bakterien in der Mundhöhle, die für den unangenehmen Mundgeruch verantwortlich sind.

\-   Viele Erkrankungen der Zähne und des Zahnfleisches können ebenfalls Mundgeruch hervor-rufen; wer unter Mundgeruch leidet, sollte daher immer einen Zahnarzt aufsuchen.

- Zu den Erkrankungen, die Mundgeruch verursachen können, gehören: bakterieller Zahnbelag bzw. Zungenbelag (Plaque), Karies, Entzündungen des Zahnfleisches (Gingivitis), Zahnfüllungen, Kronenränder, Entzündungen des Zahnhalteapparates (Parodonitis).

- Diese Baustellen müssen saniert werden, wenn der Mundgeruch beseitigt werden soll.

Tipp 9

Benutzen Sie eine Fluorid- und Zink-haltige Zahncreme

- Fluor festigt den Zahnschmelz und schützt effektiv vor Karies.

- Durch die Anwendung von Fluorid-haltigen Zahncremes sinkt die Karies Rate um bis zu 30%.

- Zink bindet die Schwefel-haltigen Ausscheidungen der Bakterien in der Mundhöhle.

- Die kann bei unangenehmen störendem Mundgeruch helfen.

Tipp 10

<u>Gehen Sie regelmäßig zum Zahnarzt</u>

- Auch wenn der Zahnarztbesuch für viele Menschen sehr unangenehm ist, darf er nicht versäumt werden; einmal pro Jahr ist Pflicht.

- Das ist wichtig, damit man einerseits seine Zähne behält, andererseits aber auch, damit es gar nicht erst zu Zahnerkrankungen kommen kann, die zu Mundgeruch führen können.

Tipp 11

<u>Machen Sie jedes Jahr eine professionelle Zahnreinigung</u>

- Bei der professionellen Zahnreinigung werden bakterielle Zahnbeläge und vor allem die Zahnzwischenräume gesäubert.

- Die schützt das Zahnfleisch und den Zahnhalteapparat, hemmt die Vermehrung der Bakterien und beugt so üblem Mundgeruch vor.

Tipp 12

<u>Säubern Sie regelmäßig Ihre Zahnprothese</u>

- Mundhygiene schließt natürlich auch eine Zahnprothese mit ein (falls Sie eine haben).

- Auch diese sollte in regelmäßigen Abständen gesäubert werden, da z.B. Nahrungsreste oder Verunreinigungen auch hier zu Mundgeruch führen können.

Tipp 13

<u>Vermeiden Sie Mundtrockenheit</u>

- Ein trockener Mund bzw. eine zu geringe Speichelproduktion finden sich oft gleichzeitig bei störendem Mundgeruch.

- Der Speichel wirkt antibakteriell und reinigt zusätzlich die Zunge, das Zahnfleisch und die Zähne.

- Es gibt eine Reihe von weit verbreiteten Auslösern für die Mundtrockenheit, die im Folgenden vorgestellt werden.

Tipp 14

<u>Nicht schnarchen</u>

- Schnarchen ist die Folge einer Mundatmung beim Schlafen.

- Wird nachts längere Zeit durch den Mund geatmet, so trockenen die Schleimhäute im Mund- und Rachenraum aus.

- Das führt zu Mundtrockenheit und morgendlichem Mundgeruch.

- Starkes Schnarchen ist sehr oft die Folge von Übergewicht, denn die Fettpolster engen die Atemwege im Rachenbereich ein.

Tipp 15

<u>Bluthochdruck bekämpfen</u>

- Auch ein zu hoher Blutdruck behindert die Bildung von Speichel in den Speicheldrüsen.

- Durch die Mundtrockenheit kann es zu störendem Mundgeruch kommen.

- Alle Blutdruckwerte über 140/90 mmHg sind zu hoch!

- Normal ist ein Blutdruck von 130/80 mmHg, ideal ein Blutdruck von 120/75 mmHg.

Tipp 16

<u>Als Diabetiker den Zucker gut einstellen</u>

-   Diabetiker leiden oft auch unter
    Mundgeruch.

-   Hohe Zuckerspiegel hemmen die
    Bildung des Speichels in den
    Speicheldrüsen; die Mund-
    trockenheit kann Mundgeruch
    begünstigen.

Tipp 17

<u>Genug trinken (2 bis 3 Liter pro Tag)</u>

- Die getrunkene Flüssigkeit reinigt die Mundhöhle von Speiseresten.

- Wer genug trinkt, bei dem wird auch viel Speichel gebildet; der Speichel reinigt ebenfalls die Mundhöhle und wirkt antibakteriell.

- Eine ausreichende tägliche Trinkmenge beugt somit Mundgeruch vor, indem sie die pro Tag produzierte Speichelmenge erhöht.

Tipp 18

<u>Kaugummi kauen</u>

- Kaugummi kauen regt die Speichelproduktion an und hilft deshalb gegen Mundtrockenheit.

- Dadurch wird die Mundhöhle angefeuchtet und Mundgeruch vorgebeugt.

- Kaugummis mit Pfefferminzgeschmack oder Menthol überdecken zusätzlich etwas den störenden Mundgeruch.

Tipp 19

<u>Langsam essen und gründlich kauen</u>

- Beim Essen und Kauen wird Speichel gebildet.

- Hastiges Essen und schnelles Schlucken führt dagegen zu einer geringeren Speichelproduktion.

- Wenn nicht genügend gekaut wird, produzieren die Speicheldrüsen auch weniger Speichel

- Das führt zu Mundtrockenheit und diese wiederum zu Mundgeruch.

- Man sollte 20 bis 30 Mal kauen, bevor man die gekaute Nahrung schluckt.

Tipp 20

<u>Stress vermeiden</u>

- Stress stört die Durchblutung der Schleimhäute in der Mundhöhle und in den Speicheldrüsen.

- Menschen, die chronischem Stress ausgesetzt sind, leiden sehr oft auch unter einer Mund- trockenheit und können in der Folge einen unangenehmen Mundgeruch entwickeln.

- Wer gestresst ist, der isst meist schneller; wenn weniger gekaut wird, wird auch weniger Speichel gebildet, was zu Mundgeruch führen kann.

Tipp 21

<u>Überwicht reduzieren</u>

- Übergewichtige Menschen schwitzen viel; die dabei verlorene Flüssigkeit fehlt dann für die Speichelproduktion.

- Außerdem schnarchen übergewichtige Menschen sehr häufig, da die Fettpolster die Atemwege einatmen.

- Durch die nächtliche Mundatmung trocknen die Schleimhäute der Atemwege und der Mundhöhle aus, was zu morgendlichem Mundgeruch führen kann.

Tipp 22

<u>So wenig Kaffee wie möglich</u>

- Auch Koffein hemmt die Bildung des Speichels in den Speicheldrüsen.

- Ein starker Kaffeekonsum kann deshalb verantwortlich für eine Mundtrockenheit sein.

Tipp 23

<u>Abends kein Alkohol mehr!</u>

- Alkohol führt zu einer Muskel-
  erschlaffung.

- Die Erschlaffung der Muskeln im
  Bereich von Rachen und Kehlkopf
  führt zum Kollaps der Atemwege
  beim Schlafen.

- Die Folge ist starkes Schnarchen
  und aufgrund der Mundatmung
  ein Austrocken den Schleimhäute
  im Bereich der Mundhöhle.

- Dies kann zu unangenehmem
  morgendlichem Mundgeruch
  führen.

- Gewichtsreduktion und der
  Verzicht auf Alkohol am Abend

sind die effektivsten Mittel gegen
Schnarchen!

Tipp 24

<u>So wenig Alkohol wie möglich</u>

-   Nach dem Genuss von Alkohol
    muss man sehr oft Wasser lassen,
    da der Alkohol einen diuretischen
    (Harntreibenden) Effekt hat; die
    verlorene Flüssigkeit fehlt deshalb
    für die Speichelproduktion.

-   Deshalb verursacht auch Alkohol
    eine Mundtrockenheit und kann
    zu störendem Mundgeruch
    führen.

- Außerdem schadet der Alkohol den
  Zähnen (vor allem in Kombination
  mit Tabakrauch) und macht sie
  anfälliger für die Bakterien der
  Mundhöhle.

- Die entstehenden Zahnschäden
  können wiederum Mundgeruch
  auslösen.

Tipp 25

<u>Nicht rauchen!</u>

- Tabakrauch (egal ob von Zigaretten, Zigarren, Zigarillos oder Pfeife) löst eine starke Mundtrockenheit aus.

- Die Inhaltsstoffe des Tabakrauchs führen wie auch der Alkohol zu einer Mundtrockenheit, was zu Mundgeruch führen kann.

- Das Nikotin im Tabakrauch kann außerdem den Blutdruck erhöhen und auch auf diese Weise zu Mundtrockenheit führen.

- Außerdem schaden die Inhaltstoffe des Tabakrauches den Zähnen und dem Zahnfleisch (vor allem in

Kombination mit Alkohol) und macht sie angreifbarer für die Bakterien der Mundhöhle.

-   Die entstehenden Zahnschäden können wiederum Mundgeruch auslösen; Raucher haben ein stark erhöhtes Risiko für Zahnfleischentzündungen und Parodontitis.

-   Außerdem riecht der Atem von Rauchern allein aufgrund des Tabakgeruchs für viele Nichtraucher per se unangenehm.

Tipp 26

<u>Niemals gleichzeitig rauchen und Alkohol trinken</u>

- Ganz besonders fatal (und leider auch sehr häufig) ist die Kombination von Tabak und Alkohol, denn ihre toxischen Wirkungen auf den menschlichen Körper sind oft ähnlich und verstärken sich gegenseitig.

- Das gilt auch in Bezug auf Schäden an den Zähnen und die starke Reduktion der Speichelproduktion mit den Folgen Mundtrockenheit und Mundgeruch.

Tipp 27

<u>Keine Medikamente, die Mundtrockenheit verursachen</u>

- Alle Patienten, die unter Mundgeruch leiden, sollten mit ihrem Arzt/ihren Ärzten ihre Medikamente durchgehen.

- Medikamente, die sehr oft als Nebenwirkung eine Mundtrockenheit hervorrufen und deshalb zu Mundgeruch führen können, sind:

  - Entwässerungstabletten (Diuretika), welche bei Bluthochdruck, Wasseransammlungen in den Beinen (Ödeme) oder einer Herzschwäche (Herz-

insuffizienz) eingesetzt
werden
- verschiedene Klassen von
  Antidepressiva
- verschiedene Schlafmittel
- unterschiedliche Tabletten
  gegen Bluthochdruck
- manche Anti-Allergika (Anti-
  Histaminika)

- schwefelhaltige
  Medikamente (Disulfiram,
  Dimethylsulfoxid) machen
  zwar in der Regel keine
  Mundtrockenheit, können
  aber trotzdem als
  Nebenwirkung
  unangenehmen
  Mundgeruch zur Folge
  haben; der in den Tabletten
  enthaltene Schwefel sorgt
  für den schlechten Atem.

Tipp 28

<u>Mundtrockenheit vermeiden</u>

- Hier nochmal eine Übersicht, was alles die Speichelbildung behindert und deshalb zu Mundtrockenheit und Sodbrennen führen kann:

  - Bluthochdruck (Werte oberhalb von 140/90 mmHg)

  - Diabetes mellitus (schlecht eingestellter Zuckerspiegel)

  - ungenügende Trinkmenge (mindestens 2 – 3 Liter pro Tag sollte jeder Mensch trinken!)

  - Übergewicht (übergewichtige Menschen

schwitzen mehr; das
Wasser, welches über die
hohe Schweißmenge ver-
loren geht, fehlt dann für
die Speichelproduktion)

- Schnarchen (sehr häufig bei
  übergewichtigen Menschen
  und nach abendlichem
  Alkoholkonsum oder beim
  regelmäßigem Gebrauch
  von Schlaftabletten, welche
  zur Erschlaffung der
  Muskulatur im Bereich von
  Rachen und Kehlkopf
  führen; die nächtliche
  Mundatmung trocknet die
  Schleimhäute im Mund-
  und Rachenraum aus)

- Stress

- Rauchen (jede Form von
  Tabakrauch)

- Alkohol

- häufiger Kaffeekonsum

- verschiedene Medikamente
  (Entwässerungstabletten,
  Blutdrucksenker, Schlaf-
  mittel, Antidepressiva,
  Anti-Allergika)

- hastiges Essen (wenn nicht
  genügend gekaut wird,
  produzieren die Speicheldrüsen auch weniger
  Speichel)

- lange sprechen, ohne Wasser
  zu trinken

- Fasten (wenn nicht
  genügend getrunken wird)

- zunehmendes Lebensalter
  (Mundtrockenheit ist
  typisch für den
  Lebensabend, da im Alter

die Speichelproduktion
abnimmt)

Tipp 29

<u>Keine Cola, keine Fanta und keine Sprite</u>

- Wer viel Cola, Fanta oder Sprite trinkt, hat oft schlechte Zähne wegen des hohen Zuckergehaltes der Getränke.

- Der Zucker begünstigt die Entstehung von Karies, was wiederum Mundgeruch zur Folge haben kann.

- Cola und manche Energy Drinks enthalten außerdem auch viel

Koffein, das zu einer Mundtrockenheit führt.

- „Zero" Getränke haben zwar keinen oder weniger Zucker, die enthaltene Säure kann jedoch den Zahnschmelz schädigen.

Tipp 30

<u>Keine **Süßigkeiten**</u>

- Hier gilt das Gleiche: der Zucker führt zu Karies, der dann Mundgeruch auslösen kann.

Tipp 31

<u>Wenig Fruchtsäfte</u>

- Auch Fruchtsäfte können jede Menge Zucker enthalten.

- Der fördert das Bakterienwachstum und führt zu Karies, was dann Mundgeruch auslösen kann.

Tipp 32

<u>Kein Knoblauch</u>

- Knoblauch verursacht Mundgeruch; Auslöser ist das Allicin, welches im Knoblauch enthalten ist.

- Der menschliche Körper benötigt ca. 24 Stunden, um das Allicin abzubauen.

- Anschließend wird er über die Haut, den Atem, den Schweiß und den Urin ausgeschieden.

Tipp 33

<u>Trinken Sie morgens ein Glas Wasser</u>

- Gerade wer zu Übergewicht und Schnarchen neigt, hat morgens oft einen trocknen Mund.

- Gegen den typischen morgendlichen Mundgeruch hilft ein Glas Wasser (trinken und Mund spülen).

- Eine ausreichende Flüssigkeitszufuhr über den Tag verteilt fördert die Speichelproduktion und beugt so Mundgeruch vor.

Tipp 34

<u>Keine Zwiebeln</u>

- Zwiebeln können Mundgeruch verursachen, das weiß jeder.

- Da hilft nur weglassen oder akzeptieren.

Tipp 35

<u>Kauen Sie frische Kräuter</u>

- Gegen unangenehmen Mundgeruch kann man frische Kräuter wie Pfefferminz, Petersilie oder Salbei kauen (10 Minuten etwa).

- Die hilft vor allem gegen Mundgeruch nach dem Genuss von Knoblauch und Zwiebeln.

Tipp 36

<u>Trinken Sie ein Glas Milch</u>

- Gegen den unangenehmen Knoblauch Geruch kann auch ein Glas Milch helfen, denn Milch bindet die schwefelhaltigen Sulfide, welche die Bakterien ausscheiden.

- Einen ähnlichen Effekt soll auch Naturjoghurt haben.

- Bei Mundgeruch ohne ersichtliche Ursache (wie Knoblauch oder Zwiebeln) sollte man jedoch nicht allein mit Kräutern oder Kaugummis für einen frischeren Atem sorgen.

- Vielmehr muss nach der Ursache für den Mundgeruch gesucht

werden; das Übel muss an der Wurzel beseitigt werden.

Tipp 37

Fasten und Hunger-Kuren können Mundgeruch verursachen

-   Beim Fasten bekommt der Körper weniger Nahrung bzw. Energie zu Verfügung gestellt, als er eigentlich benötigt.

-   Deshalb werden in Hunger- oder Fastenphasen von der Leber sogenannte Keton-Körper hergestellt, die anstelle des Zuckers das Gehirn und die Muskeln mit Energie versorgen sollen.

-	Die Keton-Körper verursachen einen typischen, an Aceton erinnernden Mundgeruch.

-	Außerdem werden beim Fasten andere Giftstoffe über die Haut und die Schleimhaute ausgeschieden; auch das kann zu einem unangenehmen Körper- und Mundgeruch beim Fasten führen.

Tipp 38

Wechseljahre können Mundgeruch auslösen

- Wenn sich der Hormonhaushalt ändert, kann es zu Mundgeruch kommen.

- Dies gilt sowohl für die Wechseljahre als auch für die Tage des Eisprungs.

- Im letzteren Fall helfen kurzfristige Maßnahmen wie z.B. Pfefferminz-Kaugummis.

- Bei unangenehmem Mundgeruch in den Wechseljahren sollte ein Gynäkologe ausgesucht werden.

Tipp 39

<u>Kauen Sie Dragees gegen Mundgeruch</u>

- Verschiedene Dragees können gegen Mundgeruch eingesetzt werden.

- Manche enthalten z.B. Chlorophyll zur Geruchsneutralisation.

Tipp 40

<u>Schwarzen Tee trinken</u>

- Schwarzer Tee enthält Polyphenole.

- Diese wirken anti-bakteriell und können so das Wachstum der Bakterien im Mund bremsen.

Tipp 41

<u>Trinken Sie Zitronenwasser</u>

- Die Zitrusfrüchte (Zitronen und Organgen) regen die Speichel-produktion im Mund an.

-   So wird der Mundtrockenheit
    vorgebeugt, was sich wiederum
    positiv auf den störenden
    Mundgeruch auswirkt.

Tipp 42

<u>Kauen Sie Kaffee Bohnen und essen Sie Äpfel</u>

-   Wie die Milch können auch die
    Bestandteile von Kaffeebohnen
    die schwefel-haltigen Sulfide der
    Bakterien binden, und so für einen
    frischeren Atem sorgen.

-   Bei Äpfeln ist der Effekt ähnlich wie
    bei der Zitrone; die Säure regt die
    Speichelproduktion in der Mund-
    höhle an.

- Zusätzlich wird der unangenehme Mundgeruch durch die Frucht-aromen wenigstens zeitweise etwas überdeckt.

Tipp 43

<u>Fragen Sie einen engen Bekannten, ob Sie wirklich Mundgeruch haben</u>

- Viele Menschen trauen sich ver-ständlicherweise nicht zu fragen, ob Sie Mundgeruch haben, weil es Ihnen peinliche ist.

- Fragen Sie daher einen engen Bekannten, auf den Sie sich verlassen können, und dem Sie vertrauen.

- Falls Sie tatsächlich Mundgeruch haben, verfügen Sie nun mit diesem Buch über jede Menge Hilfestellung, etwas gegen das Übel zu unternehmen.

- Falls Sie immer dachten, Sie hätten Mundgeruch, obwohl dies gar nicht der Fall war, sind sie vielleicht ein „Halitophobiker“: das ist ein Mensch der absolut davon überzeugt ist, Mundgeruch zu haben und andere zu belästigen, obwohl sein Atem ganz normal riecht.

Tipp 44

Gehen Sie zum Hausarzt

- In 90 Prozent aller Fälle liegt die Ursache des Mundgeruchs in der Mundhöhle.

- Die erste Pflichtstation ist daher immer der Zahnarzt.

- Falls der Zahnarzt aber nichts feststellen kann, was für den Mundgeruch verantwortlich ist, oder wenn der Mundgeruch trotz seiner Behandlung nicht zufrieden stellend abnimmt, sollte als nächstes der Hausarzt aufgesucht werden; das gilt auch, wenn zusätzlich zum Mundgeruch noch andere Krankheitssymptome auftreten.

- Es gibt nämlich eine Reihe von
  unterschiedlichen Erkrankungen,
  die ebenfalls Mundgeruch auslösen können; die restlichen 10 %
  nämlich.

- Doch die Fälle liegen nicht im
  Behandlungsfeld des Zahnarztes,
  da die Ursache des Mundgeruchs
  nicht in der Mundhöhle, sondern
  woanders im Körper liegt.

Krankheiten, die Mundgeruch zur Folge haben können

Nasennebenhöhlen-Entzündung (Sinusitis)
Mandel-Entzündung (Tonsillitis)
Pharyngitis (Entzündung des Rachens)
Rhinitis (Schnupfen)
Nasenpolypen
Pilzinfektion in der Mundhöhle oder in der Speiseröhre
Abszesse in der Mundhöhle oder im Bereich des Kehlkopfes
Tumore des Mund-, Nasen- und Rachenraumes
Zenker-Divertikel (Ausstülpung der Schleimhaut im Rachenraum, in dem sich Nahrungsreste sammeln)
Herpes Infektion im Mundbereich
Sodbrennen (Reflux der Magensäure bis in die Mundhöhle)
Hiatushernie
Reizmagen
Störungen der Darmflora (z.B. durch Antibiotika)
Lungenentzündungen
Bronichiektasen
Lungenabszesse
Chronische, eitrige Bronichitis
COPD
Pfeiffer´sches Drüsenfieber
Starker, unbehandelter Diabetes mellitus

Nahrungsmittelallergien
Veränderungen des Hormonhaushaltes (Z.B. in
den Wechseljahren)
Medikamente (Antidepressiva, Bisphosphonate,
Antibiotika)
Diphterie
Schwere Lebererkrankungen (Leberzirrhose)
Schwere Nierenerkrankungen
Syphylis
Sjögren Syndrom (rheumatische Erkrankung mit
Befall der Speicheldrüsen)
Rheumatisches Fieber

Übersicht

(1) Achten Sie auf eine tägliche und gründliche Mundhygiene

(2) Putzen Sie 2 Mal täglich die Zähne

(3) Nach dem Zähneputzen abends nichts mehr essen und trinken

(4) Putzen Sie auch die Zunge

(5) Wechseln Sie oft genug die Zahnbürste

(6) Reinigen Sie immer die Zahnzwischenräume

(7) Verwenden Sie eine anti-bakterielle Mundspülung

(8) Gehen Sie unbedingt zum Zahnarzt

(9) Benutzen Sie eine Fluorid- und Zink-haltige Zahncreme

(10) Gehen Sie regelmäßig zum Zahnarzt

(11) Machen Sie jedes Jahr eine professionelle Zahnreinigung

(12) Keine Sellerie

(13) Vermeiden Sie Mundtrockenheit

(14) Nicht schnarchen

(15) Bluthochdruck bekämpfen

(16) Als Diabetiker den Zucker gut einstellen

(17) Genug trinken (2 bis 3 Liter pro Tag)

(18) Kaugummi kauen

(19) Langsam essen und gründlich kauen

(20) Stress vermeiden

(21) Übergewicht reduzieren

(22) So wenig Kaffee wie möglich

(23) Abends keinen Alkohol mehr

(24) So wenig Alkohol wie möglich

(25) Nicht rauchen

(26) Niemals gleichzeitig rauchen und Alkohol trinken

(27) Keine Medikamente die Mundtrockenheit verursachen

(28) Mundtrockenheit vermeiden

(29) Keine Cola, keine Fanta und keine Sprite

(30) Keine Süßigkeiten

(31) Wenig Fruchtsäfte

(32) Kein Knoblauch

(33) Trinken Sie morgens ein Glas Wasser

(34) Keine Zwiebeln

(35) Kauen Sie frische Kräuter

(36) Trinken Sie ein Glas Milch

(37) Fasten und Hunger-Kuren können Mundgeruch verursachen

(38) Wechseljahre können Mundgeruch verursachen

(39) Kauen Sie Dragees gegen Mundgeruch

(40) Schwarzen Tee trinken

(41) Trinken Sie Zitronenwasser

(42) Kauen Sie Kaffee-Bohnen und essen Sie Äpfel

(43) Fragen Sie einen engen Bekannten, ob Sie wirklich Mundgeruch haben

(44) Gehen Sie zum Hausarzt

Medizinische Referenzliteratur

Innere Medizin 2017, Gerd Herold , 1. Oktober 2016

Basislehrbuch Innere Medizin, Herbert Renz-Polster und
Steffen Krautzig, 28. September 2012

Siegenthalers Differenzialdiagnose: Innere Krankheiten –
vom Symptom zur Diagnose, Edouard Battegay, 7.
November 2012

Klinische Pathophysiologie, Walter Siegenthaler und
Hubert Erich Blum, 19. April 2006

Physiologie des Menschen: Mit Pathophysiologie, Robert F.
Schmidt und Florian Lang, 30. Januar 2017

Pharmakologie und Toxikologie 2011, Thomas Karow und
Ruth Lang-Roth, 13. April 2012

Pharmakologie und Toxikologie: Arzneimittelwirkungen
verstehen – Medikamente gezielt einsetzen, Heinz
Lüllmann und Klaus Mohr, 11. Mai 2016

Über den Autor

Dr. med. *Thomas Tannenberger*, geboren 1983, ist Facharzt für Arbeits- und Betriebsmedizin.

Nach dem Studium der Humanmedizin in Deutschland, Spanien (Universidad de La Laguna), Australien (University of Sydney) und Kanada (McGill University of Montreal) arbeitete er zunächst 5 Jahre im Bereich der Inneren Medizin, Schwerpunkt Kardiologie, Angiologie, Pulmologie und Intensivmedizin, in einem deutschen Universitätsklinikum. Anschließend wechselte er zu einem übertriebslichen arbeitsmedizinischen Dienst, um nach zwei Jahren Ausbildung als Betriebsarzt im Bereich Prävention und Gesundheitsvorsorge die Facharztprüfung zum Facharzt für Arbeitsmedizin abzulegen.

Thomas Tannenberger ist Träger eines Erasmus-Stipendiums sowie eines Promotionsstipendiums und eines Stipendiums für Nachwuchswissenschaftler in der Grundlagenforschung. Seine Dissertationsarbeit im Bereich der molekularen Kardiologie wurde mit „Summa cum laude" und im Rahmen des jährlichen Promotionspreises seiner Heimatuniversität als eine der besten Doktorarbeiten seines Jahrganges ausgezeichnet.

Thomas Tannenberger ist Autor zahlreicher wissenschaftlicher Publikationen aus dem Bereich der Kardiologie und medizinischer Sachbücher zum Thema Volkskrankheiten, Risikofaktoren, Gesundheitsvorsorge und Prävention.

Danksagung

Kein Autor kommt ohne gute Lektoren und Mentoren aus. Das gilt für wissenschaftliche Publikationen ebenso wie für Romane oder medizinische Sachbücher und Patientenratgeber. Besonders bei Sachbüchern, die vorzugsweise auf Fakten basieren, gilt, dass ihre Qualität umso mehr davon profitiert, je mehr Fachleute bei ihrer Entstehung mitwirken.

Ich kann mich daher glücklich schätzen, dass ich beim Schreiben dieses Buches von meinen Eltern einiges an Unterstützung erfahren durfte. Ohne ihre inhaltlichen und formalen Ratschläge und kritischen Korrekturvorschläge wäre das Ergebnis ganz gewiss ein anderes! Ihr Erfahrungsschatz bei der Diagnostik und Therapie vieler Erkrankungen und ihr umfangreiches medizinisches Fachwissen finden sich in den meisten Zeilen wieder.

Für all ihre Hilfe, Unterstützung und Motivation beim Schreiben bedanke ich mich daher ganz besonders – wie natürlich auch für alles andere

Lektoren

Wilhelm Tannenberger ist Facharzt für Innere Medizin mit Zusatzqualifikationen in Gastroenterologie und Notfallmedizin. Nach dem Studium der Humanmedizin in Hamburg und der Ausbildung zum Facharzt für Innere Medizin war er zunächst 12 Jahre lang als Oberarzt für Allgemeine Innere Medizin im Krankenhaus tätig. Aktuell arbeitet er in einer Gemeinschaftspraxis als niedergelassener Gastroenterologe im Bereich der Erkrankungen des Magen-Darm-Traktes.

Dr. med. *Susanne Tannenberger* ist Fachärztin für Anästhesiologie mit Zusatzqualifikationen in Notfallmedizin und Intensivmedizin. Nach dem Studium der Humanmedizin in Göttingen und Hamburg begann sie ihre klinische Ausbildung zunächst in einer Praxis für Mund-, Kiefer- und Gesichts-Chirugie, anschließend absolvierte sie den Rest ihrer Facharztausbildung im Krankenhaus. Sie arbeitet seit 7 Jahren als Oberärztin im Bereich Anästhesiologie und Schmerztherapie sowie interdisziplinärer Notfall- und Intensivmedizin.

www.ingramcontent.com/pod-product-compliance
Lightning Source LLC
Chambersburg PA
CBHW051915250726
48659CB00002B/665